BEI GRIN MACHT SICH IHR WISSEN BEZAHLT

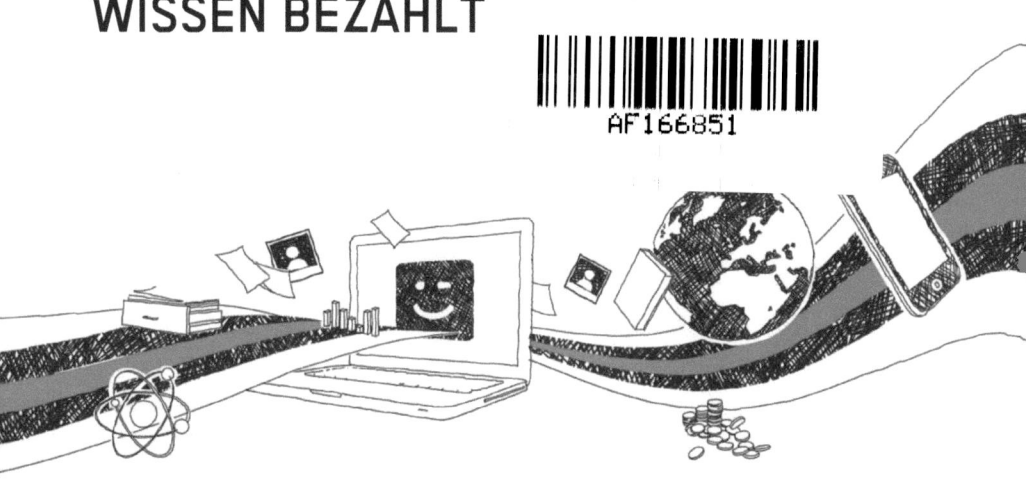
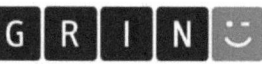

Der Zusammenhang zwischen dem subjektiven und objektiven Gesundheitszustand im Verlauf der zweiten Lebenshälfte

GRIN

Bibliografische Information der Deutschen Nationalbibliothek:

Die Deutsche Nationalbibliothek verzeichnet diese Publikation in der Deutschen Nationalbibliografie; detaillierte bibliografische Daten sind im Internet über http://dnb.d-nb.de abrufbar.

ISBN: 9783346528582
Dieses Buch ist auch als E-Book erhältlich.

Druck und Bindung: Books on Demand GmbH, Norderstedt Germany
Gedruckt auf säurefreiem Papier aus verantwortungsvollen Quellen

Das vorliegende Werk wurde sorgfältig erarbeitet. Dennoch übernehmen Autoren und Verlag für die Richtigkeit von Angaben, Hinweisen, Links und Ratschlägen sowie eventuelle Druckfehler keine Haftung.

Das Buch bei GRIN: https://www.grin.com/document/1147677

FOM Hochschule für Oekonomie & Management

Studienzentrum Köln

Studiengang Gesundheitspsychologie & Medizinpädagogik

4. Semester

Seminararbeit

Der Zusammenhang zwischen dem subjektiven und objektiven
Gesundheitszustand im Verlauf der zweiten Lebenshälfte

Modul: Gesundheitspsychologie

Abgabedatum: 31.07.2020

II

Inhaltsverzeichnis

Abbildungsverzeichnis

Abkürzungsverzeichnis

1. Einleitung und Fragestellung

Was stellt für Menschen das wichtigste im Leben dar? Laut dem Werte-Index 2020 ist es für die Meisten die Gesundheit. Je älter der Mensch wird, desto wichtiger scheint der Wert der Gesundheit zu werden (vgl. *Wippermann, Krüger,* 2020). Dabei definiert jedes Individuum Gesundheit anders und bewertet sie anhand des eigenen Wohlbefindens, der Lebenszufriedenheit und der körperlichen, sowie der psychischen Verfassung. Selbst wenn die äußeren Lebensbedingungen nahezu perfekt sind, kann sich eine Person trotzdem subjektiv krank fühlen. Unterschiedliche Individuen können auch bei gleicher vorhandener Krankheit, den eigenen Gesundheitszustand divergent bewerten. Zwar korreliert eine gute Gesundheit mit einer höheren Lebenszufriedenheit, jedoch ist nicht jede (chronisch) erkrankte Person zwangsläufig unglücklich (vgl. *Bergmann, Wiegel,* 2020, o.S.).

Selbst für sämtliche Wissenschaftsdisziplinen, die sich mit dem menschlichen Leben befassen, stellt Gesundheit einen zentralen Aspekt dar. Insbesondere durch die stetige Bevölkerungsalterung beschäftigen sich diverse Studien mit Fragen der individuellen und gesellschaftlichen Gesundheit. Der Fokus liegt dabei meistens bei Maßnahmen zur Verbesserung der Gesundheit und zur Verlängerung einer gesunden Lebenszeit (z.B. Brandt et al. 2012; Hank et al. 2013; Deindl et al. 2016; Kaschowitz & Brandt 2017). Die vorliegende Arbeit beschäftigt sich besonders mit der Bedeutung von Gesundheit in der Gerontologie, da sich besonders Menschen im höheren Alter mit einer verschlechternden Gesundheit konfrontiert fühlen (vgl. *Lazarević,* 2019, S.1).

Mit der Fragestellung "Der Zusammenhang zwischen dem subjektiven und objektiven Gesundheitszustand im Verlauf der zweiten Lebenshälfte", soll geklärt werden, ob ein Zusammenhang zwischen der subjektiven Bewertung und der objektiven Gesundheit besteht und wie dieser mit bestimmten Faktoren wie der funktionalen Gesundheit, depressiven Symptomen und chronischen Erkrankungen korreliert.

2

2. Methode

Für die vorliegende Seminararbeit, fand die Suche seit Mai 2020 bis Juli 2020 auf Grund der Corona Pandemie zunächst mit einer online Literaturrecherche statt. Datenbanken wie EBSCO, Springer Link und Google Scholar konnten mit folgenden Schlüsselwörtern zur Recherche genutzt werden: Gesundheitsdefinitionen, subjektiver und objektiver Gesundheitszustand, Gesundheit zweite Lebenshälfte, Subjektive Gesundheit, Gesundheit im Alter, Positive Psychologie, Zusammenhang subjektive und objektive Gesundheit. Im weiteren Verlauf bezog sich die Literatur aus der Privatbibliothek, sowie der Unibibliothek Köln. Durch die Literaturverweise in den bereits berücksichtigten Quellen konnten außerdem weitere Internet- und Literaturquellen analysiert und genutzt werden.

Mithilfe der genutzten Literaturanalyse soll vorhandenes Wissen sinnvoll beschrieben, zusammengefasst, bewertet, geklärt und integriert werden (vgl. *Lindner*, 2017). Die vorliegende Arbeit verwendet den Leitfaden zur formalen Gestaltung von Seminar- und Abschlussarbeiten vom Stand Mai 2020. Soweit im Folgenden personenbezogene Bezeichnungen nur in männlicher Form angeführt sind, beziehen sie sich auf Frauen und Männer in gleicher Weise.

3. Theoretischer Hintergrund

Im Folgenden Abschnitt wird ein Überblick über die zentralen Definitionen von Gesundheit gegeben und in diesem Zusammenhang das Salutogenese-Modell von Aaron Antonovsky erläutert.

3.1. Definitionen von Gesundheit

Mittlerweile existiert eine Vielzahl unterschiedlicher Definitionen von Gesundheit und Krankheit, bei denen der Fokus jeweils anders ausgerichtet ist. Aus medizinischer Sicht wird ein Mensch als Gesund bezeichnet, wenn keine Krankheit vorliegt. Dieses Verständnis von Gesundheit kennzeichnet sich durch eine negative und objektive Perspektive und gilt mittlerweile als unzureichende Definition (vgl. *Hübner, 2017*, S. 21).

Einer der bedeutendsten Definitionen für die Gesundheitsförderung ist die Umschreibung in der Präambel der Verfassung der Weltgesundheitsorganisation WHO von 1948 (S.100): „Gesundheit ist der Zustand des vollständigen körperlichen, geistigen und sozialen Wohlbefindens und nicht nur die Abwesenheit von Krankheit und Gebrechen. Sich des bestmöglichen Gesundheitszustandes zu erfreuen, ist eines der Grundrechte jedes Menschen, ohne Unterschied der ethnischen Zugehörigkeit, der Religion, der politischen Überzeugung, der wirtschaftlichen oder sozialen Stellung." Die Gesundheit wird dabei als eine multidimensionales System definiert das körperliche, seelisch-geistige und soziale Anteile umfasst.

Für diese Definition erhielt die WHO vielseitig Kritik. Die zu bemängelten Kritikpunkte sind unter anderem die Einseitigkeit einer subjektiven Sichtweise, ihre ungenaue und kaum umsetzbare oder messbare Mehrdimensionalität und das noch unausgereifte, statische Denken in Extrempolen (vgl. *Franzkowiak, Hurrelmann, 2018*).

Im Jahr 1986 folgte ein weiteres Gesundheitskonzept der WHO, in der die Gesundheit als ein Ausmaß beschrieben wird, in dem Einzelne oder Gruppen in der Lage sind, ihre

Wünsche und Hoffnungen zu befriedigen und gleichzeitig auch ihre Umwelt meistern oder verändern können. Gesundheit gilt dabei als ein wesentlicher Bestandteil des alltäglichen Lebens und nicht als vorrangiges Lebensziel. Gesundheit ist ein positives Konzept, das die sozialen und individuellen Ressourcen der Menschen, sowie deren körperliche Leistungsfähigkeit umfasst (*WHO*, 1986).

Klaus Hurrelmann teilt bei der Definition von Gesundheit die Ansicht, dass sich Gesundheit aus physischen, psychischen und sozialen Anteilen zusammensetzt, die sich wechselseitig beeinflussen. Da Gesundheit eng mit individuellen und kollektiven Wertvorstellungen verbunden ist, kann diese sich in der persönlichen Lebensführung niederschlagen. Er beschreibt dies als ein Balancezustand, der zu jedem lebensgeschichtlichen Zeitpunkt immer wieder erneut hergestellt werden muss (*Hurrelmann, Richter,* 2013, S.130f).

Hurrelmann geht demnach von einer Wechselwirkung von sozialen und personalen Bedingungen aus, welche das Gesundheitsverhalten prägt. Die sozialen Bedingungen bilden dabei den Möglichkeitsrahmen für die Entfaltung der personalen Bedingungen für Gesundheit und Krankheit. Er beschreibt Gesundheit als das Stadium des Gleichgewichts und Krankheit als das Stadium des Ungleichgewichts von Risiko- und Schutzfaktoren auf körperlicher, psychischer und sozialer Ebene. Ebenso teilt er die Ansicht, dass Gesundheit das Ergebnis einer gelungenen und Krankheit einer nicht gelungenen Bewältigung von inneren und äußeren Anforderungen entspricht. Die Bestimmung der Ausprägung und Stadien von Gesundheit und Krankheit unterliegt dabei einer subjektiven Bewertung (vgl. *Hurrelmann, Richter*, 2013, S. 139-146).

Spricht man von Gesundheit im Alter, so kann auf die Beschreibung des Bundesministerium für Gesundheit verwiesen werden. Bei Gesundheit im Alter, „kann das Fehlen von Erkrankungen und körperlichen Einbußen nur einen Aspekt darstellen. Bedeutsam sind zudem die körperliche und geistige Leistungsfähigkeit, das subjektive gesundheitliche Befinden, die Art und Weise, wie Menschen mit eingetretenen

Erkrankungen umgehen, der Grad an Lebenszufriedenheit sowie das Ausmaß an Selbstständigkeit und Selbstbestimmung in der Lebensführung."

Sowohl für die Gesundheitswissenschaften, als auch für die Praxis und Theorie der Gesundheitsförderung ist ein abgestimmtes und einheitliches Konzept von Gesundheit und die Bestimmung des Verhältnisses zu Krankheit eine essentielle Voraussetzung für konsequentes wissenschaftliches Arbeiten (*Bundesministerium für Gesundheit*, 2012, S. 13).

Festzuhalten ist, dass Gesundheit nichts Starres, sondern vielmehr ein sich ständig verändernder Gleichgewichtszustand darstellt. Sie ist von biologischen, psychischen und sozialen Faktoren abhängig. Zudem ist sie nicht selbsterhaltend, sondern bedarf einer aktiven Auseinandersetzung und Handlung.

3.2. Das Salutogenese-Modell

Eine weitere Sichtweise bietet Aaron Antonovsky als wichtigster Protagonist des Salutogenese-Modells, welches eine klare Trennung von Gesundheit und Krankheit ablehnt und als Gegenbegriff zu der Pathogenese zu verstehen ist. Antonovskys Modell zielt darauf ab, die Gesundheit und nicht die Krankheit zu erklären (vgl. *Faltmaier,* 2017, S.75). Pathogenetische Ansätze beschäftigen sich primär mit der Entstehung von Erkrankungen, wohingegen sich die Salutogenese mit der Erforschung von Erhaltung und Förderung der Gesundheit kennzeichnet. Die zentrale Frage der Salutogenese lautet wie folgt: Was erhält Menschen gesund?

Das Salutogenese-Modell geht davon aus, dass wir uns auf einem gesundheits-Krankheits-Kontinuum befinden, auf dem wir ständig die Position wechseln. Diese Position hängt vor allem von biologischen, psychologischen, sozialen oder ökologischen Faktoren ab. Zudem ist der Mensch über Schutz- und Risikofaktoren ausgestatten, die auf uns einwirken und die genannten Faktoren verstärken oder mindern können. Zu den Schutzfaktoren können überdurchschnittliche Intelligenz, eine positive Selbstwahrnehmung, emotionale Unterstützung und ein gesunder Lebensstil zählen.

Bestimmte Risikofaktoren wie Rauchen, Übergewicht, Bewegungsmangel, ein niedriges Bildungsniveau der Eltern und Stress, können die Position Richtung Krankheit auf dem Gesundheits-Krankheits-Kontinuum manövrieren. (vgl. *Franke*, 2015, S.1).

Das Modell enthält vier zentrale Komponenten, welche einen Prozess der Interaktion und ihrer Entwicklung auf Gesundheit formulieren. Zu den vier zentralen Komponenten zählen das Gesundheitskontinuum, das Stress- und Stressbewältigungskonzept, die allgemeinen Widerstandsressourcen und das Kohärenzgefühl (vgl. *Faltmaier*, 2017, S. 77ff).

4. Aktueller Forschungsstand

Im nachfolgenden Kapitel wird der aktuelle Forschungsstand dargelegt. Hierbei wird vorerst auf die Forschungsansätze von subjektiver und objektiver Gesundheit eingegangen. Anschließend werden die Ergebnisse aktueller Studien über den subjektiven und objektiven Gesundheitszustand von Erwachsenen in Deutschland erläutert.

4.1. Subjektive und objektive Gesundheit und deren Forschungsansätze

Um die subjektive Gesundheit in Bevölkerungsstudien zu erfassen, wird international häufig die Selbsteinschätzung des eigenen Gesundheitszustandes als Maß dafür verwendet. Sie spiegelt neben vorhandenen Erkrankungen und funktionaler Beschwerden, insbesondere das persönliche Wohlbefinden der Befragten wider. Die Selbsteinschätzung gilt außerdem als ein geeigneter und anerkannter Indikator für den objektiven Gesundheitszustand und hat sich in Längsschnittstudien als aussagekräftig für zukünftige Inanspruchnahme von Gesundheitsleistungen und Mortalität erwiesen. Gleichzeitig kann der selbst wahrgenommene Gesundheitszustand darüber entscheiden, wie Menschen ihre Teilhabe am gesellschaftlichen Leben gestalten und beeinflusst zudem die gesundheitlich relevanten Verhaltensweisen eines Individuum (*Robert Koch-Institut*, 2014, S.13). Oft wird die Selbsteinschätzung in Untersuchungen über ein

Einzelitem abgefragt, wie beispielsweise „Wie bewerten Sie Ihren derzeitigen Gesundheitszustand?" ,welches auf einer 5-stelligen Skala von „sehr gut" bis „sehr schlecht" beantwortet werden kann. Weitere Erhebungsmöglichkeiten von subjektiver Gesundheit können Fragen des sozialen Vergleichs und sogenannte Multi-Item Erhebungen sein, die auf verschiedene Dimensionen der subjektiven Gesundheit eingehen (vgl. *Hübner*, 2016, S.25,26).

Gesundheit kann jedoch auch durch objektive Parameter beschrieben werden, die fernab einer subjektiven Bewertung existieren. Hierunter zählen Prävalenzen von Erkrankungen, körperliche Funktionsfähigkeit und schließlich Mortalitätsraten. Zu den häufigsten chronischen Erkrankungen der 55 bis 85-Jährigen Personen, zeigen sich nach den Daten des Deutschen Alterssurveys (Erhebungswelle, 2008) Bluthochdruck, Arthrose und erhöhte Cholesterinwerte.

4.2. Gesundheit in Deutschland aktuell (GEDA 2014/2015-EHIS)

Der Gesundheitszustand kann sich zum einen über den Lebensverlauf verändern und zum anderen zwischen den Geschlechtern unterscheiden. Um diese individuellen gesundheitlichen Veränderungen mit dem Verlauf des Lebensalters umfassend darstellen zu können, ist ein langer Beobachtungszeitraum mit wiederholten Befragungen essentiell.

Im Rahmen der Studie „Gesundheit in Deutschland aktuell" (GEDA 2014/2015-EHIS) wird die subjektive Gesundheit über die Selbsteinschätzung des allgemeinen Gesundheitszustandes erhoben. Die subjektive Gesundheit spiegelt neben vorhandenen Krankheiten und Beschwerden vor allem das persönliche Wohlbefinden wider. Anhand eines schriftlichen oder online ausgefüllten Fragebogens, wurden im Zeitraum von November 2014 bis Juli 2015 rund 24.000 Personen zu ihrem selbst wahrgenommenen Gesundheitszustand befragt. Aus den Ergebnissen der Studie, erhofft sich das Robert Koch-Institut eine zuverlässige Informationspalette über den Gesundheitszustand, das Gesundheitsverhalten und die gesundheitliche Versorgung der Bevölkerung in

Deutschland, mit Möglichkeit zum europäischen Vergleich zu erlangen. Im Wesentlichen sagen die Ergebnisse der Studie aus, dass insgesamt 68,2% der Erwachsenen in Deutschland, ihren allgemeinen Gesundheitszustand als gut oder sehr gut einschätzen. Die verbliebenden 31,8% als mittelmäßig, schlecht oder sehr schlecht. Frauen schätzen ihren Gesundheitszustand dabei geringfügig schlechter ein als Männer, wobei die Diskrepanz statistisch umbedeutsam ist (66,6% gegenüber 69,9%). Eine größere Abweichung lässt sich zwischen den betrachteten Altersgruppen feststellen. Der allgemeine Gesundheitszustand wird im Altersverlauf zunehmend schlechter bewertet. Während die 18- bis 29-jährigen Befragten zu 85,0% angeben einen sehr guten oder guten Gesundheitszustand zu genießen, sind es bei den 65-Jährigen und Älteren nur noch 47,5%. Deutliche Unterschiede sind außerdem besonders zwischen den Bildungsgruppen zu erkennen. Während insgesamt 77,9% der Personen der hohen Bildungsgruppe ihren allgemeinen Gesundheitszustand als `sehr gut` oder `gut` einstufen, sind es bei der unteren Bildungsgruppe lediglich 56,5%.

Das Journal of Health Monitoring (2018, S.64) geht auf Grund der Ergebnisse von einem messbaren Zusammenhang zwischen objektiver und subjektiver Gesundheit aus, wobei beide Dimensionen nicht vollends übereinstimmen. Zusammenhänge sind vor allem hinsichtlich zum Gesundheitsverhalten und zur Motivation für eine gesundheitsförderliche Lebensweise sowie zur aktiven Teilhabe am gesellschaftlichen Leben zu erkennen (vgl. *Lampert* et al, 2018).

4.3. Deutscher Alterssurvey (DEAS 1996, 2002, 2008 und 2014)

Eine weitere breite Erkenntnisgrundlage über die selbst wahrgenommene Gesundheit im zweiten Lebensverlauf, bietet im nächsten Schritt der Deutsche Alterssurvey (DEAS). Sie zählt zu der größten Studie zum Thema Alter und Altern in Deutschland. Dabei liegen Erkenntnisse aus fast zwei Jahrzehnten vor, in der bevölkerungsrepräsentative Ergebnisse zu Frauen und Männern in der zweiten Lebenshälfte gesammelt werden konnten.

Auch in dieser Studie bewertet ein Großteil der 40- bis 85-Jährigen die eigene Gesundheit im Jahr 2014 als gut. Dabei bewertet der Anteil der 70- bis 85-Jährigen ihren Gesundheitszustand nur mit 44,6 % als gut ein. Die Tendenz, dass die ältere Gruppe ihre Gesundheit weniger positiv einschätzt, trifft hier demnach ebenso zu.

Die Studie zeigt außerdem, dass die subjektiven Gesundheitsbewertungen im Jahr 2014 eng mit Erkrankungen, funktionalen Einschränkungen und depressiven Symptomen zusammenhängen. Personen mit einer guten Bewertung geben dementsprechend weniger Erkrankungen, funktionale Einschränkungen und depressive Symptome an. Trotzdem bewertet fast die Hälfte der mehrfach erkrankten Personen ihre Gesundheit mit gut. Gleiches gilt für die über 20% der Befragten mit funktionalen Einschränkungen und für etwa jede dritte Person mit mindestens leichten depressiven Symptomen. Abbildung 1 verdeutlicht, dass trotz leichter Erkrankungen, funktionaler Einschränkungen oder leichten depressiven Symptomen, es einigen Personen bezüglich ihres Gesundheitszustandes dennoch gut zu gehen scheint. Zu sehen sind die Anteile der Personen mit guter und schlechter Gesundheit nach selbstberichteten Erkrankungen, funktionalen Einschränkungen und depressiven Symptomen (in Prozent).

Der Zusammenhang zwischen subjektiver und objektiver Gesundheit ist statistisch signifikant. Signifikante Unterschiede sind zwischen den Ausprägungen von Erkrankungen, Einschränkungen und Depressiven Symptomen ist sowohl in der Kategorie `gut` als auch in der Kategorie `schlecht`.

Abbildung 1: Personen mit guter und schlechter subjektiver Gesundheit im Zusammenhang mit objektiven Faktoren

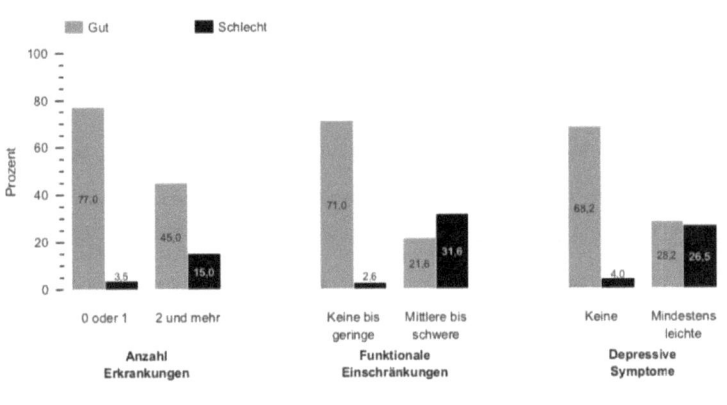

Quelle: *Mahne, K., Wolff, J., Simonson, J., Tesch-Römer, C.,* DEAS, 2014, S.164

Einen deutlichen Einfluss auf die subjektive Wahrnehmung der eigenen Gesundheit hat laut dem DEAS das Bildungsniveau der Befragten. Jeder vierte der mehrfach erkrankten Personen mit niedriger Bildung bewertet den eigenen Gesundheitszustand mit `gut`. Dabei sind es hingegen mehr als doppelt so viele bei der höchsten Bildungsgruppe. Die Ergebnisse machen deutlich, dass lediglich 17% der Niedriggebildeten mit leichten depressiven Symptomen ihre Gesundheit mit `gut` bewerten und 37,9% der hochgebildeten Gruppe mit leichten depressiven Symptomen eine gute Bewertung angeben.

Anhand der Daten des Deutschen Alterssurveys wird gleichzeitig ersichtlich, dass in hohen Altersgruppen die sportliche Betätigung zwischen 2008 und 2014 insgesamt anstieg und dieser positive Wandel maßgeblich unter den Frauen stark angetrieben wurde (vgl. *Spuling, Cengia, Wettstein* 2019, S. 38). Anzumerken ist außerdem, dass sich die subjektive Gesundheit insgesamt zwischen 2008 und 2014 verbessert hat (*Robert Koch-Institut*, 2015).

4.3.1. Zur funktionalen Gesundheit

Die funktionale Gesundheit kann als gesundheitliche Voraussetzung angesehen werden, die es ermöglicht, verschiedene Alltagsanforderungen zu erfüllen und als Individuum am gesellschaftlichen Leben teilzuhaben. Oft entscheidet die funktionale Gesundheit darüber, wie selbständig und autonom eine Person die Lebensführung im Alter meistert (vgl. *Lazarevič*, 2019, o.S).

Generell lässt sich sagen, dass die funktionale Gesundheit mit dem zunehmendem Alter im Durchschnitt schlechter wird. Dementsprechend ist davon auszugehen, dass funktionale Einschränkungen zunehmen, je älter die Menschen werden. Im Alter von 50 Jahren betrifft die funktionalen Einschränkungen vor allem Frauen, im Vergleich zu Männern. Selbst diese Diskrepanz nimmt mit dem steigenden Alter zu und kann ein Erklärungsansatz für die schlechtere, subjektive Gesundheitseinschätzung sein.

Um zu untersuchen, inwieweit sich der Anteil an Personen mit guter funktionaler Gesundheit unter den Menschen mit null oder einer, zwei bis vier oder fünf und mehr Erkrankungen unterscheidet, wurde der Zusammenhang beider Gesundheitsdimensionen überprüft. Der Zusammenhang erwies sich dabei als statistisch signifikant. Die Personen, die mehrere Erkrankungen berichten, geben seltener eine gute funktionale Gesundheit an. Jedoch berichten unter den Personen mit zwei bis vier Erkrankungen noch gut zwei Drittel eine gute funktionale Gesundheit (68,3 %) und selbst die Personen mit fünf und mehr Erkrankungen geben noch zu 39,2 & eine gute funktionale Gesundheit an (vgl. *Wolff, Nowossadeck, Spuling,* 2017, S.132).

5. Diskussion und Praxisbezug

In der vorliegenden Arbeit sollte die Frage geklärt werden, welcher Zusammenhang zwischen der subjektiven und der objektiven Gesundheit im Verlauf der zweiten Lebenshälfte vorherrscht und wie Menschen ihren subjektiven Gesundheitszustand dabei einschätzen. Die vorgelegten Studien zeigen, dass es deutschen Erwachsenen im Allgemeinen gut mit ihrer wahrgenommenen Gesundheit geht. Teilweise sogar so gut, dass die Einschätzung der subjektiven Gesundheit besser ausfällt, als es der objektiven, beziehungsweise der funktionalen Gesundheit entspricht. Dennoch nimmt im Allgemeinen sowohl die funktionale als auch die subjektive Gesundheit von Frauen und Männern über den Verlauf der zweiten Lebenshälfte stetig ab. Geschlechterunterschiede sind dabei weniger bei der Bewertung der subjektiven Gesundheit ersichtlich, sondern mehr bei der Betrachtung der funktionalen Gesundheit. Trotz größerer Einschränkungen in der funktionalen Gesundheit und vermehrter depressiver Symptome, bewerten Frauen gegenüber Männern keinen signifikant schlechteren subjektiven Zustand. Für dieses Phänomen sprechen unterschiedliche Erklärungsansätze: Zum einen kann es damit begründet werden, dass Frauen ein anderes Gesundheitsverständnis als Männer aufweisen und möglicherweise weitere Faktoren für die selbstbeurteilte Gesundheit hinzuziehen, sodass die funktionale Gesundheit weniger stark mit der subjektiven Gesundheitsbewertung zusammenhängt als bei Männern. Zum anderen hängt die subjektive Gesundheit stark vom sozialen Vergleichsrahmen ab, wodurch Frauen und Männer ihre Gesundheit nicht nur mit Gleichaltrigen, sondern teilweise auch mit Gleichaltrigen desselben Geschlechts vergleichen. Dies kann zu einer subjektiv positiveren Bilanz führen, als der Vergleich mit jüngeren Altersgruppen. In der Literatur wird dieser Effekt auch als 'Response Shift' bezeichnet, welcher einen Einfluss auf die Selbsteinschätzung haben kann. In der Regel erwarten ältere Menschen, dass sich ihre Gesundheit mit der Zeit verschlechtert und bewerten diese dann als „normal". Dies kann wiederum erklären, dass eine negative Veränderung des körperlichen oder funktionalen

Gesundheitszustandes nicht zwangsweise mit einer negativen Veränderung der subjektiven Bewertung einhergehen muss (vgl. *Spuling, Cengia, Wettstein* 2019, S. 46f).

Jedoch ist in den vorgestellten Studien auch das Gegenteil zu sehen. Einige Menschen bewerten ihre Gesundheit trotz eines objektiv guten Gesundheitszustandes als schlecht. Dieses Verhältnis ist vor allem auf Hinblick des Bildungsunterschiedes der Befragten zurückzuführen.

Wie die Untersuchungen und etliche andere Studien feststellen, spielt Bildung eine essentielle Rolle für die körperliche und subjektive Gesundheit (vgl. *Schöllgen, Huxhold, Tesch-Römer* 2010, S.24) Zum einen, da sie eine relevante Gesundheitsressource darstellt, zum anderen, weil sie mit einer Aktivierung weiterer Ressourcen, wie beispielsweise einer optimistischen Zukunftsperspektive, sozialer Unterstützung sowie mit einem vorteilhaften Gesundheitsverhalten einhergeht (vgl. *Mahne, Wolff, Simonson, Tesch-Römer,* 2017, S.167).

Menschen mit einem niedrigen Sozialstatus und damit einhergehend mit einer schlechten subjektiven Gesundheit sind weniger motiviert, gesundheitsförderliche Verhaltensweisen auszuführen und eine aktive Teilhabe an der Gesellschaft auszuführen. Besonders älteren Personen, die oftmals ohnehin von Armutsängsten betroffen sind, haben damit eine erhöhte Belastung für die eigenen Gesundheit (vgl. *Franzese,* 2019, S.20). Demnach ist es wichtig diese Personengruppe mit besonderer Aufmerksamkeit zu betrachten.

Die Verwendung der subjektiven Selbsteinschätzung erweist sich letztendlich als ein nicht zu unterschätzender Maßstab, um Erkenntnisse der tatsächlichen Gesundheit und Lebenszufriedenheit der Bevölkerung zu gewinnen. Wenn Menschen ihre Gesundheit bewerten, berücksichtigen sie nicht nur ihren körperlichen Gesundheitszustand, sondern auch damit einhergehende funktionale Einschränkungen. Außerdem fließen zahlreiche weitere Faktoren mit ein, die über das Wissen über den körperlichen Gesundheitszustand hinausgehen. Beispielsweise die psychische Gesundheit, das

Gesundheitsverhalten oder das eigene Wohlbefinden. Sie spiegelt demnach den individuellen Gesundheitszustand umfassender wider, als Diagnosen von Medizinern oder einzelner Gesundheitsdimensionen, da mitunter die eigene Lebenssituation in die Bewertung mit einfließt.

Aufgrund dessen kann es neben den objektiven Gesundheitsfaktoren sinnvoll sein, sowohl bei der Gesundheitsberichterstattung, als auch in der Gesundheitsversorgung die Selbsteinschätzung zu berücksichtigen. Dies kann nämlich nicht nur den aktuellen, sondern auch zukünftige gesundheitliche Veränderungen vorhersagen.

Für weitere Implikationen lassen sich nun für die Gesundheitsversorgung und Gesundheitsförderungsmaßnahmen aufgrund der Erkenntnisse wichtige Schlüsse ziehen. Menschen höheren Alters müssen oft mit Einbußen der Gesundheit rechnen und gehören allgemein zur Risikogruppe. Eine gute Gesundheit ist jedoch eine wesentliche Voraussetzung für eine selbstständige Lebensführung und Lebensqualität. Es ist wichtig, dass Menschen auch im hohen Alter, am Leben ihrer Familienmitglieder und Freunde teilnehmen können. Freude und positive Erfahrungen wie beispielsweise die Ausübung eines Ehrenamtes sollten nicht mit dem Eintritt in die Rente ausgeschlossen werden.

Daher ist es wichtig und empfehlenswert, neben der Risikogruppe älterer Menschen, ein besonders Augenmerk auf Frauen im Alter zu legen. Wie bereits erwähnt wurde, sind Frauen durch eine schlechtere funktionale Gesundheit betroffen und bedürfen somit einer individuellen Förderung und maßgeschneiderten Interventionen.

Da der gesellschaftliche Wandel offenbar noch nicht stark dazu beigetragen hat, die Geschlechterdiskrepanzen zu reduzieren, ist es umso wichtiger, Maßnahmen zu ergreifen und Rahmenbedingungen zu schaffen, damit zukünftige Kohorten von Frauen im Vergleich zu Männern, nicht mehr Einschränkungen im Bezug zur Gesundheit haben. Positiv ist, dass vergängliche Bildungsunterschiede zwischen Frauen und Männern bereits erfolgreich beseitigt werden konnten. Daher sollten noch fortwährende geschlechterspezifische Differenten sowohl in der Arbeitswelt, als auch im

Familienleben angegangen werden, damit eine nachhaltige Verbesserung der funktionalen Gesundheit für Frauen erreicht werden kann (vgl. *Spuling, Cengia, Wettstein* 2019, S. 48).

Um auf die Bewertung der Studien einzugehen, ist zu erwähnen, dass beide Studien eine breite Erkentnnisgrundlage für die vorliegende Arbeit bieten. Der DEAS gilt durch sein breites thematisches Spektrum und die Kombination von Quer- und Längsschnittbefragung als ideale Datenbasis für Fragen zum Altern. Besonders hervorzuheben ist die mehrmalige Erhebung aus insgesamt 2 Jahrzehnten mit repräsentativen Stichproben der Bevölkerung in Deutschland. Die GEDA-Studie weist durch ihre hohe Teilnehmerzahl mit 24.016 Personen eine ebenso repräsentative Datengrundlage auf. Jedoch darf nicht außer acht gelassen werden, dass schwer kranke, beeinträchtigte und hospitalisierte Personen möglicherweise seltener an der Studie teilnehmen konnten. Außerdem fand die Befragung lediglich von November 2014 bis Juli 2015 statt. Durch die vorliegende Arbeit konnte ein umfangreicher und doch spezifischer Einblick in den Zusammenhang von objektive und subjektiver Gesundheit geschaffen werden. Weiterhin empfiehlt es sich, näher einzugehen und weitere Aspekte und Einflussfaktoren auf die subjektive Gesundheit zu untersuchen.

6. Literaturverzeichnis

Bergmann, Agnes, Wiegel, Constantin, Stadelbacher, Stephanie, Schneider, Werner (Alter und Gesundheit, 2020): Alter und Gesundheit, Lebenswirklichkeiten des Alter(n)s, Vielfalt, Heterogenität, Ungleichheit, Wiesbaden: Springer, 2020

Bundesministerium für Gesundheit (Nationales Gesundheitsziel, 2012): Gesund älter werden, Kooperationsverbund zur Weiterentwicklung des nationalen Gesundheitszieleprozesses, Berlin: BMG, 2012

Faltmaier, Toni (Grundriss der Psychologie, 2017): Gesundheitspsychologie, 2., überarbeitete und erweiterte Auflage, Stuttgart: W. Kohlhammer GmbH, 2017

Franzese, Fabio (Mentale und physische Gesundheit im Alter, 2019): Der Einfluss von Armut, Einkommensungleichheit und Vermögensungleichheit, Heidelberg: Budrich Academic Press, 2019

Hübner, Inga-Marie (Subjektive Gesundheit, 2017): Subjektive Gesundheit und Wohlbefinden im Übergang in den Ruhestand, Eine Studie über den Einfluss und die Bedeutsamkeit des subjektiven Alterns und der sozialen Beziehungen, Wiesbaden: Springer, 2017

Lampert, Thomas, Schmidtke, Claudia, Borgmann, Lea-Sophie, Poethko-Müller, Christina, Kuntz, Benjamin (Journal of Health Monitoring, 2018): Subjektive Gesundheit bei Erwachsenen in Deutschland, Berlin: Robert Koch-Institut, 2018

Lazarević, Patrick (Was misst Self-Rated Health, 2019): Die Basis subjektiver Gesundheit und Unterschiede nach Geschlecht, Alter und Kohorte in Europa und Kanada, Wiesbaden: Springer, 2019

Robert Koch-Institut (Hrsg) (Beiträge zur Gesundheitsberichterstattung des Bundes, 2014): Daten und Fakten, Ergebnisse der Studie „Gesundheit in Deutschland aktuell 2012", Berlin: RKI, 2014

Schöllgen, Ina, Huxhold, Oliver, Tesch-Römer, Clemens (Socioeconomic status, 2010): Socioeconomic status and health in the second half of life, findings from the German Ageing Survey, Berlin: Springer, 2010

Spuling, Svenja M., Cengia, Anja, Wettstein, Markus (Funktionale und subjektive Gesundheit, 2019): Frauen und Männer in der zweiten Lebenshälfte, C. Vogel et al.(Hrsg.), Wiesbaden: Springer, 2019

17

Wolff, Julia K., Nowossadeck, Sonja, Spuling, Svenja M. (Altern im Wandel, 2017).: Altern nachfolgende Kohorten gesünder? Selbstberichtete Erkrankungen und funktionale Gesundheit im Kohortenvergleich. Wiesbaden: Springer, 2017

6.1. Internetquellen

Bundesministerium für Gesundheit (2017): Glossar,Frauengesundheit <https://www.bundesgesundheitsministerium.de/service/begriffe-von-a-z/f/ frauengesundheit.html> (2020-04-17) [Zugriff 2020-07-26]

Lindner, Dominic (2017): Tipps zur Methode Literaturanalyse, <https://agile-unternehmen.de/tipps-literaturanalyse/> (2017-11-17) [Zugriff 2020-07-20]

Franzkowiak, Peter, Hurrelmann, Klaus (2018): WHO Gesundheitsdefinition von 1948, Bundeszentrale für gesundheitliche Aufklärung Hrsg.,<https:// www.leitbegriffe.bzga.de/alphabetisches-verzeichnis/gesundheit/> (2018-06-13) [Zugriff 2020-06-15]

Weltgesundheitsorganisation (Europa, 1986): Ottawa-Charta zur Gesundheitsförderung <https://www.euro.who.int/__data/assets/pdf_file/0006/129534/ Ottawa_Charter_G.pdf?ua=1> (1986-11-21) [Zugriff 2020-06-23]

Wippermann, Peter, Krüger, Jens (2020): Studie-Werte Index 2020 <https:// www.kantardeutschland.de/werte-index-2020/> (2020-02-18) [Zugriff 2020-07-26]

BEI GRIN MACHT SICH IHR WISSEN BEZAHLT

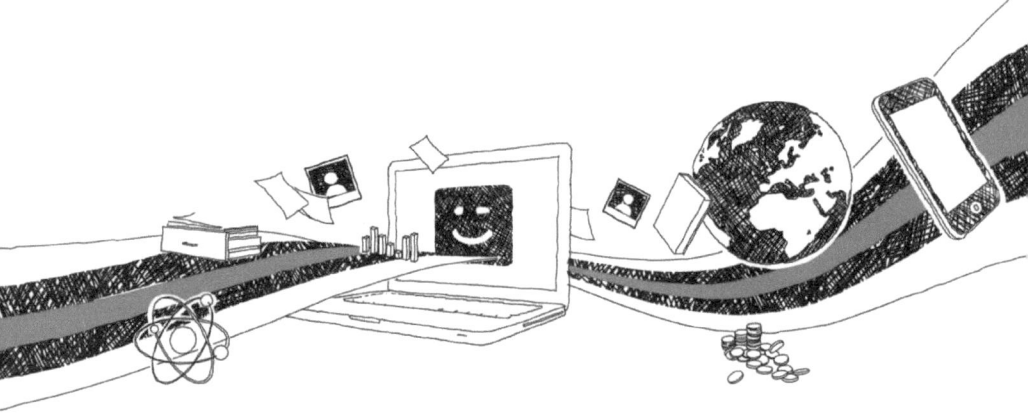

- Wir veröffentlichen Ihre Hausarbeit,
  Bachelor- und Masterarbeit

- Ihr eigenes eBook und Buch -
  weltweit in allen wichtigen Shops

- Verdienen Sie an jedem Verkauf

Jetzt bei www.GRIN.com hochladen und kostenlos publizieren

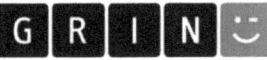